DES

MALADIES CONTAGIEUSES

ET DE

LEUR NATURE MICROBIENNE

CONFÉRENCE PUBLIQUE

Faite à la Faculté des Lettres de Toulouse,
le 9 Janvier 1890

PAR

Le Docteur CAUBET

Directeur de l'École de médecine,
Professeur de Clinique médicale.

TOULOUSE

TYPOGRAPHIE-LITHOGRAPHIE R. THOMAS & Cie

23, RUE BONREPOS, 23

1890

DES

MALADIES CONTAGIEUSES

ET DE

LEUR NATURE MICROBIENNE

CONFÉRENCE PUBLIQUE

Faite à la Faculté des Lettres de Toulouse,
le 9 Janvier 1890

PAR

Le Docteur CAUBET

Directeur de l'École de médecine,
Professeur de Clinique médicale.

TOULOUSE

Typographie-Lithographie R. THOMAS & Cie
23, Rue Bonrepos, 23
1890

DES

MALADIES CONTAGIEUSES

ET DE

LEUR NATURE MICROBIENNE

―――――

MESDAMES, MESSIEURS,

Permettez-moi de réclamer votre indulgence pour le sujet qui vous est présenté et dont voici le titre : *Des maladies contagieuses et de leur nature microbienne*. La médecine, en soi, n'est pas chose plaisante, et elle ne se prête guère aux grâces du discours que permettent l'érudition classique ou les questions d'art, ou encore la philosophie. La médecine est opprimée par des faits d'un réalisme souvent brutal, que je voudrais pouvoir vous épargner tout à fait, mais qu'il faudra vous imposer quelque peu, et par où vous verrez bien qu'une question médicale est mal à l'aise dans cet amphithéâtre consacré aux belles-lettres et devant un auditoire habitué surtout aux délicatesses du langage.

Néanmoins, je me persuade que le sujet n'est pas absolument nouveau pour vous, car les questions de science médicale se vulgarisent et se répandent de plus en plus, elles font maintenant partie du domaine public. Les journaux de tout format et les revues de toute couleur apportent dans le cabinet de l'homme du monde et même dans le salon des mondaines l'écho des découvertes scientifiques. — Puis, il n'est personne qui n'ait été malade, peu ou beaucoup, ou qui n'ait vu de près ou de loin des malades; aussi, chacun parle médecine et même se pique de s'y connaître un peu.

C'est pourquoi, si l'on vous deman-

dait d'énumérer les maladies dites contagieuses, vous n'éprouveriez aucun
embarras ; vous citeriez : la rougeole
(un sujet tout d'actualité), la scarlatine,
la variole, les oreillons, la coqueluche,
le croup, dont le nom seul fait horreur.
— Peut-être même en nommeriez-vous
quelqu'une qui n'est guère contagieuse :
la fièvre typhoïde par exemple, et en
omettriez-vous d'autres qui le sont tout
à fait : la tuberculose. — Pour moi,
dont c'est le métier d'enseigner la médecine, je pourrais encore allonger la
liste, que vous trouveriez longue si on
vous la présentait complète, même en la
limitant à la médecine humaine ; aussi,
je n'ajouterai que pour mémoire, le
choléra, la rage, la septicémie, l'érysipèle.

Ce qu'est une maladie contagieuse,
vous le savez peut-être plus vaguement :
C'est une maladie, disent les auteurs,
qui se transmet d'un individu qui en est

affecté à un autre individu, par contact
médiat ou immédiat — d'où le nom
générique de maladies contagieuses.

Mais, ce que vous savez d'instinct et
que vous pratiquez avec une rigueur
digne des règles les plus sévères de
l'antisepsie, c'est qu'il faut se préserver
de tout contact, même à distance, même
lointain, et d'aucuns reculent jusqu'à
l'invraisemblable les limites de la zone
préservatrice.

Voici des faits destinés à préciser la
doctrine : la contagion immédiate se
retrouve dans la pratique de la vaccination ; vous avez été vaccinés quand vous
étiez tout petits, et il ne vous en sou-
viendrait guère, si vous ne vous étiez
astreints aussi à la revaccination ; les
mères de famille surtout connaissent
bien cette pratique, elles qui ont
conduit leurs enfants à la lancette du
sacrificateur, et qui n'ont pas oublié
ni l'angoisse de l'opération, ni les

cris du bébé pour cette imperceptible piqûre.

De même, la rage ne se transmet que par morsure. Voilà la contagion immédiate et rien qu'immédiate, car vous savez qu'on ne gagne pas la rage à moins que d'être mordu, et qu'il ne suffit pas de se mêler à des enfants qu'on vaccine pour s'assurer les bienfaits de la vaccination.

Voulez-vous un exemple de contagion médiate, c'est-à-dire à distance? Vous le trouvez dans la variole, cette maladie qui est votre terreur, terreur bien illusoire cependant, puisque vous avez contre elle un préservatif certain. Elle vous apparaît comme un ennemi invisible, insaisissable, car elle emploie pour vous atteindre la voie de toute part ouverte et toujours enveloppante de l'air atmosphérique. Celle-là est capable aussi de contagion immédiate, et vous savez qu'au siècle dernier, et jusqu'à la décou-

verte de Jenner, on pratiquait des ino-
culations préventives de virus varioleux ; on se donnait la variole pour
éviter de prendre la variole. Ce qui
pourrait sembler aujourd'hui une pré-
caution à la Gribouille, était alors une
pratique utile ; Voltaire la préconisa, et
il prit la défense des Anglais accusés de
folie « parce qu'ils donnent la petite
vérole à leurs enfants pour les empêcher
de l'avoir. »

La rougeole, la scarlatine, la coqueluche sont de même des maladies à con-
tagiosité médiate ; telle est aussi la
diphthérie qui se gagne par contact et à
distance. Vous connaissez tous ces his-
toires poignantes de médecins contrac-
tant une angine couenneuse, à laquelle
ils succombent, pour avoir insufflé de
l'air dans la canule d'un enfant trachéo-
tomisé, ou bien parce qu'ils ont reçu à
la face quelque éclat des fausses mem-
branes que le petit malade expulse vio-

lemment par la plaie de la trachée incisée.

Dans les hôpitaux d'enfants, c'était pitié autrefois, avant la création des pavillons d'isolement, de voir ces pauvres petits êtres, entrant pour une affection souvent indifférente, et ne sortant — quand ils sortaient — qu'après avoir essuyé les deux ou trois maladies contagieuses qui règnent en permanence dans les services hospitaliers.

Et la fièvre typhoïde, qu'est-elle? Je serais assuré de trouver un contradicteur dans chaque assistant, si je déclarais qu'elle n'est pas contagieuse; aussi, je me contenterai d'indiquer discrètement que de sérieuses observations médicales vont à l'encontre du sentiment public. Tandis que chaque cas de fièvre éruptive, dans les hôpitaux d'enfants, dans les écoles, jette la semence d'une explosion de cas nouveaux, un cas de fièvre typhoïde, dans ces mêmes

hôpitaux, ne fait pas souche et n'engen-
dre pas d'autres cas dans son voisinage :
un tuberculeux, un pneumonique prennent souvent la variole d'un varioleux ;
couchés à côté d'un typhique, ils ne
prennent pas de lui la fièvre typhoïde ;
on voit donc que l'atmosphère même pro-
chaine d'un typhique est un intermédiaire
stérile. Mais alors, ces épidémies qui
frappent simultanément tout une ca-
serne, un quartier de ville, une rue, une
maison, une famille ne démontrent-elles
pas la généralisation du mal par contagion? Cette généralisation prouve l'épi-
démicité, mais non pas la contagion
vraie, c'est-à-dire la transmission de la
fièvre d'un sujet malade à un sujet sain.
Puisque le germe de la fièvre typhoïde
ne se propage pas à distance et par la
voie atmosphérique, par où donc pénè-
tre-t-il notre économie ? C'est par le tube
digestif, et il a pour véhicule l'eau d'ali-
mentation. Vous saisissez déjà qu'une

eau adultérée, si elle est consommée par un grand nombre d'individus en même temps, occasionnera l'apparition simultanée d'un grand nombre de cas de fièvre typhoïde.

Je m'abstiens de vous parler de la tuberculose, qui doit faire le sujet d'une des prochaines conférences.

Les faits qui précèdent vous ont fait voir ce qu'est le contact, c'est-à-dire la pénétration du germe morbide dans l'économie : une particule de liquide vaccin déposée sous l'épiderme par la lancette, un peu de salive rabique souillant la plaie faite par le croc du chien, un atome qui flotte dans l'air et que vous respirez dans le court instant d'une visite à un varioleux ou à un coquelucheux, voilà l'infiniment petit qui réussit à infecter l'organisme, à reproduire la maladie originelle.

Mais quel est donc ce germe si subtil et si puissant, si invisible et si funeste, si mystérieux en son essence, si éclatant dans ses effets? C'est, et cela ne peut être qu'un être vivant, car l'être vivant seul est capable d'une puissance intarissable de multiplication qui lui permette, en devenant légion, de se mesurer à l'homme et de le terrasser : cet envahisseur, c'est le microbe.

S'il est un mot qui retentisse à toutes les oreilles, c'est bien celui de microbe, et notre humeur, qu'on dit si changeante, ne se lasse pas depuis plus de dix ans d'entendre le mot et de s'intéresser à la chose. Quelques-uns, il est vrai, trouvent qu'on en parle trop, et pour un peu, prendraient en haine le savant Pasteur, comme firent les Athéniens du juste Aristide; le modèle du genre est dans le discours de l'officier de santé Cattiaux au conseil municipal de Paris; d'autres, plus légers en leurs propos, se demandent si le microbe

n'est pas en train de remplacer la mus-
cade du dix-septième siècle.

« Aimez-vous le microbe? on en a mis partout. »

Nous ne l'aimons guère, assuré-
ment, ce qui n'empêche qu'il y en ait
beaucoup et qu'on en découvre toujours, sans compter ceux qu'on cherche
et qu'on n'a pas encore trouvés.

Votre esprit s'étonne peut-être que
cet infiniment petit puisse s'attaquer à
l'homme, ce colosse, et l'abattre; on
conçoit difficilement que Lilliput arrive
à vaincre Gulliver; et cependant nous
avons appris à connaître que nombre de
grands effets sont engendrés par des
causes en apparence fort minimes.

Vous avez tous gardé le souvenir de
cette page admirable de Reclus, expli-
quant par l'action continue et insensible
de l'eau toutes les modifications que
subit la masse terrestre; c'est la goutte
d'eau qui est l'agent mystérieux des

révolutions du globe; c'est elle qui
abaisse les montagnes, qui décapite les
plus hautes cimes, aplanit les vallées,
comble les gouffres les plus profonds,
elle qui fait surgir et gronder les vol-
cans, qui relève le fond des mers; elle
enfin qui, par un travail incessant, pétrit
et transforme le monde inorganique,
en apparence inerte et immuable, en
réalité toujours changeant. L'eau est
partout, elle domine partout; la goutte
d'eau est souveraine du globe.

De même les microbes sont souverains
de la matière organique, ils sont les
agents tout puissants de la vie. Ils existent en masses énormes à la surface du
sol, dans l'humus végétal; la germina-
tion des plantes est impossible sans
eux; de même Pasteur pense que la
digestion et la nutrition animale ne
peuvent s'effectuer sans l'intervention
du microbe; il brasse et transforme la
matière organique comme fait la goutte

d'eau pour la matière minérale. La fonction vitale de la plante et de l'animal est la résultante de l'activité microbienne.

Je suis certain que, sur cet exposé, vous accuseriez volontiers les savants d'avoir inventé les microbes; ce serait injustice : ils n'ont fait que les découvrir. Les microbes existent sans doute depuis l'origine des âges, comme existait le Nouveau-Monde avant Christophe-Colomb. Nous avons, dans tous les cas, la preuve de leur très haute antiquité : on a retrouvé sur les dents des momies égyptiennes des filaments de leptotrix, lequel est un parasite normal de la bouche chez l'homme. Voilà le microbe contemporain du grand Rhamsès.

Donc le microbe est partout, partout il règne en maître, dans la santé et dans la maladie, car lorsqu'il prend contact avec l'homme, il entre en lutte avec lui.

Mais pour que ces deux organismes puissent se mesurer, il faut qu'ils aient une réelle similitude, malgré leur contraste apparent; il faut que leur constitution matérielle ou anatomique, que leurs fonctions physiologiques ou vitales soient identiques, malgré les dissemblances extérieures : cette identité existe, en effet ; je demande à la prouver.

La masse qui constitue l'organisme animal, l'homme, si vous voulez, procède d'une unité élémentaire, la cellule primitive, tout comme le virus de la maladie contagieuse procède d'un microbe premier; mais tandis que la vie du microbe est simple comme l'organisme végétal dont il dépend — le microbe étant une cellule végétale — l'organisation de la cellule animale est plus complexe, étant plus parfaite, c'est-à-dire supérieure. Pour celle-ci, la multiplication qui procède de ce principe, que Claude Bernard a appelé la force

évolutive de l'être, ne se fait pas selon
un type uniforme; les éléments prennent
des formes merveilleusement variées,
afin de s'adapter aux multiples fonctions
de l'organisme vivant; comme la divi-
sion du travail est poussée jusqu'à la
plus admirable perfection, c'est la fonction même qui détermine la forme et le
caractère extérieur des éléments de notre
corps; c'est là un des côtés de la grande
loi naturelle du déterminisme.

Voulez-vous voir ce déterminisme en
action, connaître la spécialisation des
cellules qui composent notre corps? La
masse organique vit dans un milieu
ambiant pour elle plein de ressources,
puisqu'elle y puise les matériaux de sa
nutrition, de son existence, plein de
dangers aussi, puisque ce milieu extérieur contient ces puissances physiques
et chimiques contre lesquelles il faut se
tenir en défense, et d'où nous viennent
tant de blessures; ajoutez-y ces autres

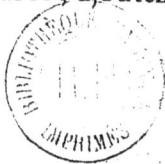

puissances néfastes, les microbes, aujourd'hui révélées, et aussi terribles en leur silencieux travail que les éléments cosmiques en leurs révolutions, et vous verrez jusqu'à l'évidence qu'il faut à notre corps une organisation défensive des plus fortes.

La peau est une cuirasse qui isole du milieu extérieur les organes centraux plus précieux; et voyez comme les cellules de l'épiderme s'alignent et se tassent en une véritable palissade qui ne comporte aucune solution. Derrière l'épiderme, le derme dresse ses papilles, qui sont autant d'avertisseurs d'une sensibilité exquise, capables de reconnaître et de signaler les dangers imminents.

Cette première enceinte projette des forts avancés, les organes des sens : nos mains s'étendent pour apprécier un obstacle voisin ou menaçant; nos yeux fouillent l'espace jusqu'à l'horizon : les

oreilles se dressent — pas chez l'homme
naturellement — mais l'ouïe se tend et
s'affine; le nez lui-même, surtout s'il
est proéminent, montre qu'il mérite de
compter parmi les bastions avancés.

Dans la place, une armée bien disciplinée : les éléments musculaires rangés en longues files, bien alignés, et
exécutant militairement la manœuvre
des contractions : une! deux! et le corps
avance ou se dérobe devant l'ennemi;
au centre de la place, le château-fort,
le thorax, abritant le cœur et les pou-
mons; à côté, le donjon, le crâne, où
sont les archives, le cerveau; où se tient
le grand conseil de défense, d'où les
cellules nerveuses expédient les idées,
les incitations volontaires, où elles reçoi-
vent les sensations. Ce sont là les éléments nobles par excellence, qui met-
tent en mouvement, qui actionnent
toute la machine organique. Pour trans-
mettre les ordres ou apporter des ren-

seignements, d'autres éléments nerveux se sont mis bout à bout, formant de longues chaînes non interrompues et se transmettant de proche en proche, comme autrefois les courriers antiques, les nouvelles de la frontière, ou les ordres du gouvernement de la cité : tels sont les tubes nerveux.

Notre organisme a aussi ses bataillons de voltigeurs : les globules sanguins, et des voies de ravitaillement : les artères et les veines, et encore un système d'égout fort bien établi, ma foi, et qui ferait envie à plus d'une grande ville qu'on pourrait nommer ; nous avons même la cellule tirailleur, le globule blanc, qui chemine en silence à travers l'interstice des tissus, prêt à lutter corps à corps avec l'ennemi qui s'introduit dans la place par surprise et se dissimule dans les carrefours. Le globule blanc est sans quartier ; il ne fait point de prisonniers, il tue, il mange son

ennemi et le digère ! C'est un véritable
anthropophage ; ne riez pas, car je n'exa-
gère rien, et en médecine, cette action
féroce porte un nom : le phagocytisme ;
et le héros, le globule blanc, s'appelle
phagocyte. Voilà bien un *strugle for
life* que Darwin n'avait pas prévu, lui
qui ne pratiquait pas le microscope, et
des *strugle for lifers* d'un nouveau
genre, que Daudet ou Dumas n'ont pas
encore mis à la scène.

Et maintenant il faut vous présenter
le microbe. Il n'est que temps ! Il me
semble avoir employé, sans intention
d'ailleurs, l'artifice tant vanté dans le
Tartuffe : le personnage de Molière n'apparaît qu'au troisième acte ; mais, dès le
début, lui seul remplit la scène, l'action
repose sur lui, son nom est sur toutes les
bouches, son image domine le théâtre,
même avant qu'il ait paru ; de même
ici, vous attendez le microbe, le sujet est
plein de lui, vous le connaissez presque

déjà, tant sa réputation le précède; il
peut entrer en scène.

Traitons-le en soldat, puisque, à tout
prendre, il est d'humeur fort belliqueuse.
D'abord, son signalement : taille au
dessous de la moyenne, très au-dessous
même. Voici ce que dit la toise : un dix
millième de millimètre, pour les courts
de taille; deux ou trois millièmes de
millimètre pour les plus grands.

Vous vous représentez sans doute difficilement ces dimensions; voici des
points de repère : un cheveu moyen a un
dixième de millimètre, un globule blanc,
le fameux phagocyte ou mangeur de microbes, a un centième de millimètre;
un globule rouge du sang mesure sept
millièmes de millimètre; de sorte que
mille microbes côte à côte représente-
raient l'épaisseur d'un cheveu moyen,
je dis l'épaisseur! Un globule blanc est
énormément plus gros qu'un microbe;
quoi d'étonnant, si cet ogre, le leuco-

cyte, est capable de dévorer le poucet, et aussi tous ses frères en même temps.

Encore une mesure comparative tirée de la composition du sang. Le liquide sanguin est représenté par environ 450 parties pour mille de globules rouges, flottant dans 550 parties de liquide appelé serum. Or, tout homme bien portant possède à peu près cinq millions de globules rouges par millimètre cube de sang. Tout le monde, il est vrai, ne jouit pas de cette honnête aisance; on est pauvre dès qu'on descend au-dessous de trois millions, et on a droit à un secours : pilules de fer et vin de quinquina; les opulents sont six fois millionnaires; entre quatre et cinq millions, on a le nécessaire et on n'est pas justiciable de l'assistance publique, c'est-à-dire de la médecine.

Comptez, d'autre part, que chaque homme de taille moyenne a de sept à huit litres de sang, et supputez ensuite com-

bien de globules rouges doit posséder
notre économie, chaque litre compre-
nant un million de millimètres cubes; au
taux de cinq millions de globules pour
chacune de ces unités, c'est par qua-
rante mille milliards qu'il faudrait chif-
frer leur nombre total, à quelques milliards près, bien entendu. Si nous
rappelons que le microbe est de dix à
cinquante fois plus petit que l'hématie,
il sera facile de calculer que, dans un
millimètre cube, il peut tenir de mille à
cent mille fois plus de micro-organismes que de globules sanguins.

Pour tirer de ces calculs une consé-
quence pratique, je veux vous dire tout
de suite qu'il est un microbe, celui du
charbon, dont la pullulation dans le
liquide sanguin est telle que, d'après
quelques auteurs, il tue par sa seule
masse, parce qu'il comble et farcit toutes les voies circulatoires, tous les vais-
seaux, et arrête toute translation san-

guine. Et cette prodigieuse multiplication se fait en quelques jours : qu'un
équarrisseur porte sur ses épaules nues
une peau de mouton ou de bœuf morts
de la maladie charbonneuse, que cette
épaule ait une éraillure, un petit bou-
ton écorché, et quelques bacilles char-
bonneux s'implanteront dans cette brèche, ils feront là d'abord une colonie
locale — la pustule maligne — puis
bientôt ces microbes se disperseront,
ils deviendront multitude infinie ; ils
vont combler l'arbre circulatoire d'une
capacité de huit litres, et tuer le sujet
par la seule présence de leur masse
compacte.

Voilà comment des infiniment petits
sont capables de devenir le nombre
infini, capables par la facilité extraordi-
naire de leur multiplication, de racheter
leur extrême petitesse.

Il n'y a pas qu'un microbe — hélas !
pour nos mémoires et aussi pour la

science médicale ; — leurs espèces sont
nombreuses et leurs variétés infinies.
Ils se différencient par des formes
diverses qui leur ont fait imposer des
noms distincts ; c'est une énumération
nécessaire que je vous prie de me par-
donner.

Les microbes sont tantôt globulaires,
ce sont des sphéro-bactéries, et on les
appelle cocci ; tantôt en bâtons ou bâtonnets ; les courts sont des micro-bac-
téries ou *bacterium* ; les bâtonnets longs
sont les bacilles ; il y a aussi des bactéries en spirale, ce sont des sphéro-bactéries ou vibrions.

Il y en a d'autres encore qu'une épi-
thète différencie : tels le microbe virgule (ou du choléra, décrit par Koch), le
microbe lancéolé, etc.

Chaque maladie a le sien ou plutôt
les siens, microbes spécifiés, ou parti-
cules vivantes encore indéterminées
spécifiquement ; car, pour beaucoup de

maladies encore, le microbe pathogène n'est pas déterminé; et les savants ont l'embarras du choix entre un grand nombre de micro-organismes que l'on trouve toujours associés : témoin, la diphthérie et la fausse membrane du croup; à moins qu'ils restent confondus devant des produits de virulence spéciale qui ne décèlent que les microbes de l'inflammation banale, telle la sérosité jaune des pustules de la variole.

Je passe sans les nommer les microbes des maladies infectieuses et contagieuses propres aux animaux : choléra des poules, rouget du porc, maladie des vers à soie, etc.; pour arriver aux maladies appartenant en propre à l'homme.

Dans les plaies enflammées et en suppuration, on trouve le staphylococcus aureus, flavescens, albus, citreus ; le micrococcus pyogenes tenuis, le streptococcus pyogenes.

Dans l'érysipèle, l'abcès chaud, le

phlegmon, sont le microccccus en chaînettes et le streptococcus.

Dans la pneumonie, des pneumococci,
des diplococci, en chaînettes, capsulés
ou non.

Dans la diphthérie, le microsporon
diphthericum de Klebs.

Dans la fièvre typhoïde, le bacille
d'Eberth.

Dans le choléra, le bacille virgule de
Koch.

Dans le charbon, le bacille articulé.

La variole, la vaccine, la rougeole ont
aussi leurs bactéries, leurs micro-organismes; il y en a pour la carie dentaire.

Je me contente d'indiquer que la tuberculose a le sien, décrit par Koch ;
c'est un bacille que l'on trouve dans
l'expectoration, dans tous les produits
morbides, dans toutes les lésions tuber-
culeuses des divers organes de l'économie.

Avant d'en finir avec cette énuméra-

tion de termes barbares et mal son-
nants, il faut vous dire un mot de la
rage. S'il est une maladie virulente,
contagieuse, c'est bien celle-là ; elle est
le modèle de ces maladies que l'expéri-
mentation a maniées, pétries, accrues,
diminuées, en exagérant et atténuant à
volonté la virulence ; qu'elle a étudiées
dans l'échelle animale, transformées, et
réduites à devenir un vaccin préservatif. Eh bien ! le microbe de la rage
n'est pas encore découvert, encore moins
isolé, et Pasteur, à qui l'on doit cette
intuition géniale d'avoir manipulé la
rage comme une maladie indubitable-
ment microbienne, qui a dompté le
microbe, ne l'a pas vu, n'a pas réussi à
le saisir, à l'isoler ; le microbe existe
néanmoins , et certainement il sera
démontré un jour.

Vous connaissez maintenant les deux
belligérants : l'homme et le microbe ;
les armées sont en présence, le champ

de bataille, c'est le corps humain, le feu
qui s'ouvre c'est la fièvre qui s'allume,
le fracas de l'action c'est la maladie.
Mais pour que ces éléments ennemis
puissent en venir aux mains, il leur faut
encore un armement, des munitions, une
tactique basée sur des principes com-
muns ; il faut, en un mot, que les deux organismes possèdent une activité simi-
laire, une physiologie qui les rapproche.
L'un et l'autre sont une cellule vivante,
et cela suffit à marquer leur essence com-
mune ; car la fonction intime de cette
grande manifestation organique qui
s'appelle la vie, est toujours la même,
qu'il s'agisse de la vie animale ou de
la vie végétale.

Les plantes sont un composé de cellules qui vivent, se multiplient et font
naître des produits divers, les uns bienfaisants, comme les aliments, d'autres
funestes, comme les poisons : la strychnine, la belladone sont des produits

normaux de la vie végétale, **tout** comme
le sucre ou l'amidon.

Les microbes aussi sont considérés
comme des organismes végétaux, des
microphytes; ce sont des champignons
auxquels il faut pour vivre un milieu de
substances organiques déjà constituées;
il s'en nourrissent, se multiplient et
produisent des matières solubles qui
sont un poison pour les organismes sur
lesquels ils vivent en parasites et qui
semblent être la cause intime de la maladie dite infectieuse ou contagieuse.

Dans l'économie animale, les cellules
ne se conduisent pas autrement; elles se
nourrissent, se multiplient et élaborent
en même temps des produits; elles
abandonnent des résidus, qui, s'ils
n'étaient expulsés, deviendraient rapidement funestes à l'animal qui les a
fabriqués. Il est un émonctoire princi-
pal par où se fait cette élimination, c'est
l'appareil urinaire; or, il a été démontré

que l'urine d'un sujet sain contient des
poisons tels que si on injecte ce liquide
à un animal, celui-ci tombe dans les
convulsions ou dans le coma; ces poisons sont, avec une autre formule chi-
mique, la strychnine et la belladone de
la cellule animale. — Encore une preuve
tirée de la pathologie : si le filtre rénal,
qui est chargé d'épurer l'organisme et
le sang des résidus de l'activité vitale,
est troublé dans son fonctionnement, le
sujet cesse d'évacuer et emmagasine le
poison, il en devient malade, et il tombe
dans ces crises cruelles de convulsions,
de délire, de coma, qu'on désigne sous
le nom d'accès urémiques; et ces mêmes
poisons que le filtre rénal obstrué ne
laisse plus passer, font si bien défaut
dans l'urine du malade, que celle-ci
cesse d'être toxique et ne tue plus l'animal auquel on l'a injectée.

Voilà donc l'organisme animal, l'organisme humain, si vous voulez, et

l'organisme végétal, l'organisme micro-
bien, de tout point similaires. Tout apparaît identique, a écrit Duclaux, dans le
monde des animaux supérieurs et dans
celui des infiniment petits : structure
des cellules, nature des aliments, produits d'assimilation et de désassimila-
tion ; et dans ce tableau général, l'homme
vous est apparu — vision rassurante —
comme une forteresse donnant garni-
son à une innombrable armée de cellules, bien disciplinée, bien équipée pour
la lutte, sous le commandement supé-
rieur du cerveau, qui doit être l'organi-
sateur de la victoire.

Mais est-ce à dire que le microbe soit
toujours offensif et la bataille toujours
imminente? Non, certes ; car le corps de
l'homme est d'ordinaire fermé aux ger-
mes des micro-organismes ; toutefois, la
place n'est pas impénétrable. D'abord,
parmi ces parasites, les microbes, si les

uns sont nocifs et capables d'engendrer
la maladie, pathogènes, comme on dit
dans le langage médical, d'autres sont
indifférents ou même utiles : ceux-ci
sont nos commensaux, on pourrait
presque dire que nous les avons domes-
tiqués. La digestion s'opère grâce à une
colonie de microbes variés (on en a
compté plus de cent trente espèces dif-
férentes) qui effectuent dans le tube
gastro-intestinal des fermentations, ainsi
que font à l'air libre les levûres, ces fer-
ments animés qui fabriquent par exemple les cinq cent millions d'hectolitres
d'alcool que la pauvre humanité con-
somme chaque année. Cette levûre
bienfaisante, nous avons soin de nous
l'associer à propos, par exemple, lorsque à la fin du repas nous jetons dans
notre estomac — ce vase clos — le fro-
mage fermenté qui active l'élaboration
des aliments et prépare leur assimilation. On ne s'attendait guère à rencon-

trer Brillat-Savarin et Pasteur du même
avis en cette affaire.

Ces microbes de la digestion sont
bienfaisants, ils s'attaquent aux substances alimentaires et nullement à la
substance de notre corps ; au contraire
les microbes pathogènes sont de véri-
tables ennemis, des envahisseurs inta-
rissables et l'organisme les traite comme
tels ; il doit se défendre d'eux et les
réduire, en libérer son territoire ou les
anéantir.

Le parasite pénètre par les voies ou-
vertes des organes de nos sens, par les
orifices naturels des appareils ; il peut
s'introduire aussi par des blessures
accidentelles faisant brèche dans l'en-
veloppe continue du corps ; il flotte dans
l'atmosphère et se laisse véhiculer avec
l'air de la respiration à travers les voies
creuses du poumon ; ainsi s'implante à
la surface des bronches le microbe de
la tuberculose, de la diphtérie, des

fièvres éruptives. Le microbe de la
fièvre typhoïde se glisse dans le tube
digestif à la faveur de l'eau d'alimenta-
tion, renouvelant ainsi le classique stra-
tagème du cheval de Troie; aussi enten-
dez-vous les hygiénistes lancer le *timeo
danaos* du grand prêtre Laocon, aux
municipalités qui veulent doter leur
cité d'une distribution d'eau potable.
Le microbe de la septicémie, de l'érysipèle, en suspension dans l'air, pénè-
trent par la brèche faite à l'épiderme ou
aux tissus, c'est-à-dire par une plaie,
porte ouverte et mal gardée.

Il reste à faire connaître maintenant
cette lutte épique entre l'animal supé-
rieur, l'homme, et les organismes végétaux les plus inférieurs, les parasites
microbiens; je vais dire, sans plus atten-
dre, quels sont les moyens de défense
de notre organisme, que ces moyens
sont multiples et efficaces; démontrer
que dans bien des cas les microbes sont

mal à l'aise dans notre économie, et par
suite rapidement stérilisés, réduits à
l'impuissance ; établir enfin que, même
après nous avoir atteints, s'ils ne nous
ont pas tués, ils nous abandonnent un
gros bénéfice : l'immunité, c'est-à-dire
qu'ils nous laissent réfractaires à l'attaque ultérieure du même mal.

C'est dans l'intimité de l'organisme
humain que le microbe opère ; or, cette
action mystérieuse du parasite nous est
connue par des faits similaires provo-
qués expérimentalement. Dans les labo-
ratoires, on se livre à la culture des
microbes, et l'on est arrivé à des con-
statations démonstratives. En général,
c'est dans des bouillons de viande et sur
la gélatine que les semences sont les
plus fécondes ; c'est pourquoi vous avez
souvent entendu parler de bouillon de
culture ; c'est pourquoi ceux d'entre
vous qui ont visité l'Institut Pasteur,
ont pu y voir une grande salle dite des

bouillons, où sont rangés dans des
vitrines et sur des tables une série de
ballons pleins d'un liquide ambré et lim-
pide, bouchés d'un tampon d'ouate sté-
rilisée ; cette salle représente le maga-
sin aux provisions, et là viennent puiser
les expérimentateurs de l'Institut.

A ce bouillon ensemencé ajoutez de
la peptone, et l'activité de pullulation
s'accroît ; mêlez-y de l'acide phénique,
du naphtol, du sublimé, ou telle autre
substance dite antiseptique, et la multiplication s'arrête et la colonie s'éteint ;
faites varier la température, et la culture
augmente ou diminue ; en voici un
exemple topique tiré de la singulière
histoire de la transmission à la poule
du charbon des moutons. Jusque-là, la
poule était restée réfractaire à toutes les
tentatives d'inoculation ; ce résultat né-
gatif passait pour inéluctable, puisque
la bactérie charbonneuse cesse de vivre
dans tout milieu qui atteint 40° ; la tem-

pérature normale des oiseaux étant justement de 40°, l'organisme de la poule devait donc se défendre du microbe par le feu et le tuer en le cuisant.

Or, un jour, Pasteur monta à la tribune de l'Académie de médecine et annonça qu'il avait réussi à rendre des poules charbonneuses. La docte assemblée se montra étonnée mais croyante ; un seul académicien se leva pour s'écrier : c'est impossible ! Grand émoi, et une commission fut aussitôt nommée dont fit partie le contradicteur, pour contrôler *de visu* le fait avancé. Elle se rendit au laboratoire de la rue d'Ulm, et là, Pasteur présenta à ses collègues des poules artificiellement refroidies par un bain continu jusqu'à mi-corps, dont la température intérieure s'était abaissée assez pour offrir un milieu favorable au développement de la bactérie du charbon ; de sorte que les

poules mouraient, non de froid, mais de
la maladie charbonneuse.

C'est assez dire que lorsque le microbe
pathogène a pénétré l'organisme, s'il y
trouve les conditions de milieu favorables à son développement, il s'y conduit comme dans un bon bouillon de
culture. Dans ce bouillon, le parasite
pullule jusqu'à ce qu'il ait épuisé la
substance propre que ce milieu renfer-
mait; alors la multiplication s'arrête
d'elle-même, les microbes meurent faute
d'aliment; mais si par la simple opération du filtrage on sépare leurs cadavres
du bouillon qui les contenait, celui-ci,
dépouillé de tout micro-organisme, ne
redevient pas cependant un liquide
indifférent; il contient une substance
nouvelle, appelée ptomaïne, une matière
soluble produite par les microbes eux-
mêmes pendant leur pullulation, qui
leur survit et qui donne au bouillon
filtré une propriété surprenante : celle

de rendre stérile tout bouillon neuf auquel on le mélange, c'est-à-dire d'empoisonner toute nouvelle semence microbienne de même espèce.

La conclusion de ces recherches est facile à déduire : il faut au microbe, pour vivre et se multiplier, une substance intarissable, et aussi le pouvoir de chasser loin de lui les poisons qu'il fabrique. Si la substance alimentaire s'épuise, il meurt d'inanition ; si les résidus toxiques qu'il produit s'accumulent autour de lui, il meurt empoisonné ; tout comme l'organisme humain s'intoxique lui-même lorsque les poisons uriques s'accumulent dans le sang au lieu de s'écouler à travers le filtre rénal.

Dans notre économie, le microbe se comporte comme dans un bouillon de culture. Si les conditions lui sont favorables, c'est-à-dire si le milieu organique est débilité, mal résistant, la pullulation se fait à l'infini, et le sujet succombe

par la soustraction des substances que
le parasite lui fait subir, et aussi par
l'abondance des ptomaïnes toxiques dont
il l'imprègne.

Si, au contraire, l'organisme est sain
et résistant, il offre au microbe un milieu
moins fertile, la pullulation est moins
active, moindre est la soustraction de
substance, moindre l'apport de poison
fabriqué; ainsi la maladie évolue et
dure; enfin si l'organisme est victorieux,
c'est le microbe qui meurt, laissant
après lui, dans les tissus, le poison par-
ticulier qu'il a fabriqué, ce poison dont
l'organisme a souffert mais dont il n'est
pas mort, ce poison qui en nous,
comme tout à l'heure dans le bouillon
de culture, sera funeste à toute nouvelle
colonie microbienne qui tenterait de
s'implanter, ce poison qui rend désormais notre organisme réfractaire à une
seconde atteinte de la maladie à laquelle
il vient d'échapper.

Vous voyez donc par là que le microbe n'a pas, comme le phénix, le pouvoir de renaître de ses cendres, et que les maladies contagieuses sont réellement justiciables de ce consolant proverbe : « A quelque chose malheur est bon. » Cette protection contre toute récidive du mal s'appelle en médecine l'immunité acquise. C'est là l'immunité que confère la maladie ; elle peut s'acquérir aussi par la vaccination préventive ; témoins : le vaccin Jennerien qui préserve de la variole, les virus atténués qui préservent l'homme de la rage et les moutons du charbon.

La science a tiré de ces données expérimentales des enseignements précieux, car elle les a appliquées à la protection de l'organisme, soit pour défendre l'entrée au microbe, soit pour le combattre quand il a pénétré. La chirurgie s'ingénie à élever des barrières infranchissables devant toute solution de continuité :

plaie accidentelle ou plaie d'opération.
Les méthodes de pansement sont deve-
nues antiseptiques, les procédés opéra-
toires sont aseptiques, et nous avons
assisté en peu d'années à une véritable
révolution chirurgicale; les opérations
réputées impraticables ont été tentées
et réussies, les organes réputés les plus
fragiles et les plus susceptibles ont été
ouverts et sont restés indifférents à la
provocation; les grands hôpitaux ne
connaissent plus l'infection purulente,
ni l'érysipèle, ni la fièvre puerpérale; ils
ne sont plus la nécropole officielle des
opérés et des accouchées; on y entre
maintenant sans terreur, et on en sort
guéri.

Et ces brillants résultats ont eu d'autres conséquences plus hautes, toutes
morales et sociales, que je ne puis qu'indiquer en passant. Ces grands hôpitaux, autrefois si justement redoutés et
dont l'existence il y a quelques années

à peine était si énergiquement mise en question, auxquels on croyait devoir préférer l'assistance à domicile, essentiellement incertaine et anarchique, ont repris une légitime faveur. Les grands hôpitaux, toute la fortune immobilière des pauvres. Les puissantes administrations d'assistance publique ; cette élite de médecins et d'auxiliaires expérimentés, qui avaient pu paraître plus funestes qu'utiles, sont aujourd'hui bienfaisants sans réserve, et ce capital social fait de charité et de dévouement, reste le patrimoine désormais incorruptible des malades et des déshérités.

En médecine, le progrès apparaît moins manifeste qu'en chirurgie, et cependant les résultats ne sont pas moins satisfaisants. D'abord, l'hygiène nous apprend à nous protéger des atteintes du microbe qui nous circonvient, prêt à nous dévorer. La chirurgie et l'hygiène étant préventives, tiennent l'ennemi à distance; elles ne livrent que des combats d'artillerie; la médecine a pour terrain d'opération la maladie, c'est-à-dire la mêlée du combat corps à corps; elle doit frapper l'adversaire sans atteindre l'allié; aussi lui faut-il peut-être, en la pratique, une plus grande délicatesse de touche, sous peine de renouveler l'affabulation du pavé de l'ours. L'amateur des jardins, c'est le malade; l'insecte, c'est le parasite

Que nous avons microbe appelé;

le médecin représente l'émoucheur; il ne doit point empoigner un pavé, casser la tête à l'homme en écrasant la mouche.

Le médecin n'est pas un ours, il agit avec plus de douceur et aussi plus de tactique : d'abord, il vient en aide à l'organisme dans sa lutte contre les microbes, il soutient et relève les forces du malade, il stimule les fonctions des

organes; en même temps, il s'attaque
aux microbes eux-mêmes, non qu'il ait
la prétention de les atteindre directe-
ment et de les tuer, car il risquerait de
frapper de mort en même temps les cellules de l'organisme. L'ambition du thé-
rapeute est moindre, il aspire seulement
à entraver la vie, c'est-à-dire le développement des agents de l'infection et
de la contagion, et à cette fin, il admi-
nistre les médicaments antiseptiques.

Il doit user de ceux-ci avec modéra-
tion, avec discernement : réussir à
enrayer la vie, la multiplication et la
fonction du microbe ; et d'autre part être
inoffensif pour l'homme. Le problème
est complexe dans la pratique, mais il
n'est pas irréalisable, et chaque jour il
est résolu. La tâche du médecin peut
donc se résumer dans cet aphorisme :
faire du malade un mauvais bouillon de
culture pour le microbe.

Voilà dévoilé d'un mot tout le secret

de la médecine; c'est vous livrer en
même temps le secret de la santé ; et
permettez-moi d'y ajouter un souhait,
— puisque nous sommes au temps où
l'on adresse vœux et compliments :
— « Ne soyez jamais de bons bouillons
de culture ! »

9 janvier 1890.

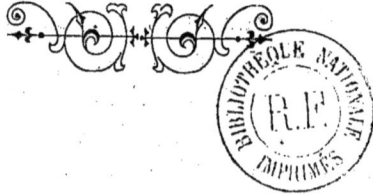